Salatboken 2023

Over 100 friske og smakfulle salatoppskrifter

Nina Johansen

innholdsfortegnelse

Tomater med mynte og basilikum 9

blåbær med grønnsaker 11

Quinoasalat med tranebær og glaserte valnøtter 13

Pasta salat med laks 15

Soppsalat med spinat og romansalat 17

Waldorfsalat med kylling 19

Krydret ruccola og potetsalat 21

Kyllingsaus med avokadosalat 23

Kremet potet- og dillsalat 25

Kyllingsalat med ost og ruccolablader 26

Potetsalat med varm pepper 28

Kyllingsalat med couscous 29

Rød potetsalat med kjernemelk 31

Kyllingsalat med honningdugg 33

Egg og potetsalat med dijonsennep 35

Honning valnøtt kyllingsalat 37

Kyllingsalat med druer og majones 39

Potet- og urtekremsalat 41

Krydret kyllingrosinsalat 43

potetsalat med mynte 45

Karrikyllingsalat med blandede grønnsaker 47

Kyllingsalat med valnøtter 49

Sennep kyllingsalat 51

Krydret ingefærpotetsalat 53

Selleri og potetsalat 55
Lime kylling med potetsalat 57
Potetsalat med geitost 59
Pico de Gallo - Autentisk meksikansk saus 61
Olivenolje og sitronsalatdressing 63
Bønne-, mais- og avokadosalat 64
Sørvest-pastasalat 65
Stekt betesalat 67
Sprø Kål Ramen Nuddelsalat 69
Spinat og tomatpastasalat 71
waldorf salat 73
Istuaeli salat 74
Kålnudlesalat 75
Meksikansk svart bønnesalat 77
Svart bønner og mais salsa 78
Kalkun taco salat 79
regnbuefruktsalat 80
Sunshine fruktsalat 82
Sitrus- og svartbønnesalat 83
Krydret agurk- og løksalat 84
Hagesalat med blåbær og rødbeter 85
Blomkålsalat eller mockpoteter 87
Agurk dill salat 88
falsk potetsalat 89
Bonnies agurkpotetsalat 91
Spinatsalat med røde frukter 93
tubuli salat 94

Salat med basilikum og majonesdressing 96

Grillet Cæsarsalat med kniv og gaffel 98

Romersk jordbærsalat I 100

gresk salat 102

Jordbær og feta salat 104

kjøttsalat 106

Mandarin og mandelsalat 108

Tropisk salat med ananasvinaigrette 110

california salatskål 112

Klassisk ristet salat 114

Krydret pære- og blåmuggostsalat 116

Krydret italiensk salat 118

Cæsarsalat 120

Prosciutto og karamelliserte pærer og valnøtter salat 122

Mandarin appelsin Romaine salatsalat med valmuefrødressing 124

Hussalat i restaurantstil 126

Spinatsalat 128

Super Seven Spinatsalat 130

vakker salat 131

Spinat og Orzo salat 132

Jordbær, kiwi og spinatsalat 134

Spinat og granateplesalat 135

Spinatsalat med peppergeledressing 136

Superenkel spinat og rød peppersalat 137

Spinat, vannmelon og mynte salat 138

Fin granateplesalat 140

Crunchy eple- og mandelsalat 141

Mandarin, gorgonzola og mandel gleder 142

Ristet romaine og appelsinsalat 143

vanedannende salat 144

Grønnkålsalat med granateple, solsikkekjerner og skivede mandler . 146

Granateple og feta salat med sitron Dijon Vinaigrette 148

Ruccola, fennikel og appelsinsalat 150

Avokado, vannmelon og spinatsalat 151

Avokado-, grønnkål- og quinoasalat 152

Zucchinisalat med spesiell dressing 154

Grønnsaks- og baconsalat 156

Sprø agurksalat 158

Fargerik grønnsaks- og ostesalat 159

kremet agurksalat 161

Bacon og brokkoli salat 163

Maisbrød og grønnsakssalat 165

Bønne- og grønnsakssalat 167

Mais og oliven salat 169

mais salat 171

Frisk ungarsk salat 173

En perfekt blanding av tomat, agurk og løk. 175

Klassisk agurksalat 177

Tomatsalat med kirsebærdryss 179

asparges salat 181

Pasta salat og Black-eyed Peas 183

Spinat- og rødbetsalat 185

Potetsalat med balsamicoeddik 187

Marinert tomatsalat 189

Velsmakende brokkolisalat 191

Maissalat med italiensk dressing 193

Salat med asparges og paprika 194

Tomat- og basilikumsalat 196

fargerik hagesalat 198

Soppsalat 200

Quinoa, mynte og tomatsalat 202

Surkålsalatoppskrift 204

Rask agurksalat 206

Tomatskiver med kremet dressing 208

Rødbetesalat 209

Kylling og spinatsalat 211

Tysk agurksalat 213

Fargerik sitrussalat med unik dressing 215

Potet-, gulrot- og betesalat 217

Tomater med mynte og basilikum

Ingredienser

4 tomater

2 ss. Oliven olje

2 ss. Hvitvinseddik

Salt etter smak

pepper etter smak

mynteblader

2 sjalottløk, i skiver

Metode

Skjær først de ferske tomatene i biter. Deretter kaster du dem i en miksebolle for salater. Tilsett litt salt, litt pepper etter smak og sjalottløk i skiver. Hold dem i 6 minutter. Drypp nå litt hvitvinseddik og litt extra virgin olivenolje. Topp nå dette med fersk mynte. Og denne enkle og smakfulle salatretten er klar til å ledsage ethvert måltid. Du kan servere dette med

brødsmuler. Server toppet med mynteblader.

Nyt!

blåbær med grønnsaker

Ingredienser

6 og asparges kuttet

1 haug babyspinat

½ kopp tørkede tranebær

En skvett olivenolje

2 ss. balsamicoeddik etter smak

2 kopper salatdressing

Klype salt

Svart pepper

Metode

Kutt først den ferske aspargesen og kok til de er møre. Vask den ferske babyspinaten. Tilsett nå litt olje, litt salatdressing og balsamicoeddik i en liten bolle og dryss litt salt og malt svart pepper etter smak. Bland dem veldig godt. Tilsett nå aspargesen og dette i en salatskål og bland. Tilsett deretter tørkede søte tranebær.

Nyt!

Quinoasalat med tranebær og glaserte valnøtter

Ingredienser

2 kopper kokt quinoa

½ kopp tørkede tranebær

5-6 glaserte valnøtter

4 ss olivenolje

4 tomater i fine terninger

2 ss. persille

2 ss. mynteblader

litt salt

En klype sort pepper etter smak

Metode

Legg den kokte quinoaen i en dyp bolle. Ta nå de tørkede tranebærene og de glaserte valnøttene i bollen. Tilsett nå de friske tomatene i terninger, litt fersk persille og mynteblader og drypp over litt olje. Bland dem alle godt.

Smak nå til med salt og sort pepper. Denne smakfulle retten er klar til bruk.

Nyt!

Pasta salat med laks

Ingredienser

2 stykker kokt laks, kuttet i terninger

1 kopp kokt pasta

2 stilker selleri

½ kopp majones

2 tomater kuttet i terninger

2-3 nyhakkede grønne løk

1 kopp rømme

1 rødt eple kuttet i terninger

limesaft av 1/2 sitron

Metode

Ta først en dyp bolle og bland sammen kokt laks i terninger, kokt pasta sammen med litt selleri og nyhakkede tomater, epler i terninger og grønn løk. Bland dem godt. Tilsett nå hjemmelaget majones, fersk rømme, og drypp med fersk limejuice fra en halv sitron. Bland nå alle veldig godt. Dette er klart.

Nyt!

Soppsalat med spinat og romansalat

Ingredienser

1 haug spinat

1 romansalat

4-5 sopp

2 skrellede tomater

2 ss. smør, valgfritt

Salt

svart eller hvit pepper

Metode

Ta fersk spinat og romainesalat. Stek i smør, valgfritt. Det tar bare 7 til 8 minutter. I mellomtiden hakker du soppen og legger den i en bolle. Tilsett deretter tomater i soppen. Sett dette i mikrobølgeovnen i ca 2 til 3 minutter. Bland dem nå med sautert spinat og romainesalat. Bland godt og dryss over salt og svart eller hvit pepper.

Nyt!

Waldorfsalat med kylling

Ingredienser

½ kopp hakkede valnøtter

½ kopp honningsennep

3 kopper kokt kylling, hakket

½ kopp majones

1 kopp røde druer, kuttet i to

1 kopp selleri i terninger

1 gallaeple i terninger

Salt

Pepper

Metode

Ta en grunn panne for å bake de hakkede valnøttene i 7-8 minutter i en forvarmet ovn, 350 grader. Bland nå alle ingrediensene og juster krydderet.

Nyt!

Krydret ruccola og potetsalat

Ingredienser

2 pund poteter, kuttet og kokt

2 kopper ruccola

6 ts ekstra virgin olivenolje

¼ teskje svart pepper

3 sjalottløk, hakket

3/8 ts salt

½ ts sherryeddik

1 ts sitronsaft

2 ts sennep, malt stein

1 ts revet sitronskall

Metode

Varm opp 1 ts. av olje i en panne og fres sjalottløken til den er gyldenbrun. Ha sjalottløken over i en bolle og bland alle de resterende ingrediensene unntatt potetene. Bland godt. Dekk nå potetene med dressingen og bland godt.

Nyt!

Kyllingsaus med avokadosalat

Ingredienser

2 ts olivenolje

4 gram tortillachips

2 ts limejuice

1 avokado, hakket

3/8 ts kosher salt

¾ kopp saus, avkjølt

1/8 ts sort pepper

2 kopper kyllingbryst, kokt og strimlet

¼ kopp hakket koriander

Metode

Bland olivenolje, limejuice, sort pepper og salt i en bolle. Tilsett nå hakket koriander og kylling og bland godt. Topp med hakket avokado og salsa. Server salaten på tortillachips for best resultat.

Nyt!

Kremet potet- og dillsalat

Ingredienser

¾ pund poteter, kuttet og kokt

¼ teskje svart pepper

½ engelsk agurk, i terninger

¼ ts kosher salt

2 ts rømme, lite fett

2 ts hakket dill

2 ts yoghurt, fettfri

Metode

Poteter skal kokes til de er møre. Ta en bolle og bland dill, yoghurt, fløte, agurkterninger og sort pepper. Ingrediensene må blandes godt. Tilsett nå de kokte potetterningene og bland godt.

Nyt!

Kyllingsalat med ost og ruccolablader

Ingredienser

3 brødskiver, kuttet i terninger

½ kopp parmesanost, revet

3 ts smør, usaltet og smeltet

2 ts hakket persille

5 basilikumblader, kuttet i strimler

¼ kopp olivenolje

2 kopper stekt og hakket kylling

5 gram ruccola blader

3 ts rødvinseddik

pepper, etter smak

Metode

Varm opp smør og 2 ts. av olivenolje og tilsett brødterningene. Stek brødterningene i en forvarmet ovn, på 400 grader til de er gyldenbrune. Tilsett resten av ingrediensene med brødterningene og bland godt.

Nyt!

Potetsalat med varm pepper

Ingredienser

2 pund gulfinnpoteter i terninger

¼ ts hvit pepper

2 ts salt

¼ kopp krem

4 ts sitronsaft

2 kvister dill

2 bunter gressløk

Metode

Kok potetterningene til de er møre og renn av. Bland 3 ts. av sitronsaft til potetene og la hvile i 30 minutter. Pisk fløten jevn og bland med alle de andre ingrediensene. Dekk potetene med blandingen og bland godt.

Nyt

Kyllingsalat med couscous

Ingredienser

1 kopp couscous

7 gram kyllingbryst, kokt

¼ kopp Kalamata oliven, hakket

1 finhakket hvitløksfedd

2 ts hakket persille

¼ teskje svart pepper

1 ts hakkede kapers

1 ts limejuice

2 ts olivenolje

Salt etter smak

Metode

Kok couscousen uten salt eller fett etter anvisning på pakken. Skyll den kokte couscousen under kaldt vann. Ta en bolle for å blande ingrediensene bortsett fra kylling og couscous. Tilsett den kokte couscousen og bland godt. Tilsett kyllingen og server umiddelbart.

Nyt!

Rød potetsalat med kjernemelk

Ingredienser

3 pund røde poteter, delt i kvarte

1 finhakket hvitløksfedd

½ kopp rømme

½ ts sort pepper

1 ts kosher salt

1/3 kopp kjernemelk

1 ts hakket dill

¼ kopp hakket persille

2 ts hakket gressløk

Metode

Kok potetkvartene til de er møre i en nederlandsk ovn. Avkjøl de kokte potetene i 30-40 minutter. Bland rømme med resten av ingrediensene. Dekk potetene med dressingen og bland for å kombinere ingrediensene.

Nyt!

Kyllingsalat med honningdugg

Ingredienser

¼ kopp riseddik

2 ts hakkede og ristede valnøtter

2 ts soyasaus

¼ kopp hakket koriander

2 ts peanøttsmør

2 kopper kyllingbryst, kokt og strimlet

1 ts honning

3 ts grønn løk, i skiver

1 kopp hakket agurk

¾ ts sesamolje

3 kopper cantaloupe, kuttet i strimler

3 kopper cantaloupe, kuttet i strimler

Metode

Bland soyasaus, peanøttsmør, eddik, honning og sesamolje. Tilsett cantaloupe, løk, cantaloupe og agurk og bland godt. Topp kyllingbryst med blanding og koriander under servering.

Nyt!

Egg og potetsalat med dijonsennep

Ingredienser

4 pund poteter

¾ teskje pepper

½ kopp selleri, i terninger

½ kopp hakket persille

1 ts dijonsennep

1/3 kopp hakket grønn løk

2 hakkede hvitløksfedd

1 ts dijonsennep

3 egg kokt og smuldret

½ kopp krem

1 kopp majones

Metode

Kok potetene til de er møre. Skrell og skjær potetene i terninger. Kombiner poteter, grønn løk, selleri og persille i en bolle. Bland majonesen og andre ingredienser i en bolle. Dekk denne blandingen over potetene og bland godt.

Nyt!

Honning valnøtt kyllingsalat

Ingredienser

4 kopper kokt og hakket kylling

¼ teskje pepper

3 selleri ribber, i terninger

¼ teskje salt

1 kopp søte tranebær, tørket

1/3 kopp honning

½ kopp valnøtter, hakket og ristet

2 kopper majones

Metode

Bland den hakkede kyllingen med selleri, tørkede tranebær og valnøtter.

Pisk majonesen jevn i en annen bolle. Tilsett honning, pepper og salt i majonesen og bland godt. Topp kyllingblandingen med majonesblandingen og bland godt slik at ingrediensene blander seg godt.

Nyt!

Kyllingsalat med druer og majones

Ingredienser

6 kopper hakket og kokt kylling

½ kopp valnøtter

2 ts dijonsennep

2 kopper røde druer, i skiver

½ kopp rømme

2 ts valmuefrø

½ kopp majones

2 kopper hakket selleri

1 ts sitronsaft

Metode

Ta en bolle og bland kyllingen med majones, sitronsaft, rømme, druer, valmuefrø, dijonsennep og selleri. Juster salt og pepper. Dekk bollen og avkjøl til den er avkjølt. Tilsett nøttene og server umiddelbart.

Nyt!

Potet- og urtekremsalat

Ingredienser

¾ kopp rømme

1 kopp grønne erter

¼ kopp yoghurt

6 kopper røde poteter, delt i kvarte

1 ts hakket timian

½ ts salt

1 ts hakket dill

Metode

Kombiner fløte, yoghurt, dill, timian og salt i en bolle og oppbevar separat.

Kok potetkvarter og erter i nok vann til de er møre. Tøm overflødig vann.

Bland potet og erter inn i den tilberedte blandingen. Bland godt for å blande ingrediensene godt.

Nyt!

Krydret kyllingrosinsalat

Ingredienser

¼ kopp majones

3 ts rosiner

1 ts karripulver

1/3 kopp selleri, i terninger

1 kopp sitronkylling, grillet

1 hakket eple

1/8 ts salt

2 ts vann

Metode

Bland karripulver, majones og vann i en bolle. Tilsett sitronkylling, hakket eple, rosiner, selleri og salt. Bruk en slikkepott til å blande ingrediensene godt. Dekk til salaten og avkjøl til den er avkjølt.

Nyt!

potetsalat med mynte

Ingredienser

7 røde poteter

1 kopp erter, frosne og tint

2 ts hvitvinseddik

½ ts sort pepper

2 ts olivenolje

¾ teskje salt

2 ts finhakket sjalottløk

¼ kopp hakkede mynteblader

Metode

Kok potetene i vann i en dypbunnet panne til de er møre. Avkjøl potetene og skjær dem i terninger. Bland eddik, sjalottløk, mynte, olivenolje, salt og sort pepper. Legg potetterninger, erter og den tilberedte blandingen. Bland godt og server.

Nyt!

Karrikyllingsalat med blandede grønnsaker

Ingredienser

Kyllingkarri, frossen og tint

10 gram spinatblader

1 ½ kopper hakket selleri

¾ kopp majones

1 ½ kopper grønne druer, kuttet i to

½ kopp hakket rødløk

Metode

Legg den frosne kyllingkarrien i en bolle. Tilsett rødløk, grønne druer, babyspinatblader og selleri til kyllingkarrien. Bland godt. Tilsett nå majonesen og bland godt igjen. Tilpass salt og pepper etter smak.

Nyt!

Kyllingsalat med valnøtter

Ingredienser

1 kopp bulgur

2 vårløk, i skiver

2 kopper kyllingbuljong

3 kopper kokt og hakket kylling

1 eple skåret i terninger

3 ts hakkede valnøtter

¼ kopp olivenolje

2 ts cider eddik

1 ts dijonsennep

1 ts brunt sukker

Salt

Metode

Kok opp bulguren med buljongen og kok opp. La det avkjøles i 15 minutter.

Rist nøttene i en panne og legg i en bolle til avkjøling. Bland alle ingrediensene godt i en bolle. Juster saltet og server.

Nyt!

Sennep kyllingsalat

Ingredienser

1 kokt egg

¼ teskje svart pepper

¾ pund fingerling poteter

¼ ts kosher salt

2 ts majones, lite fett

3 ts finhakket rødløk

1 ts yoghurt

1/3 kopp hakket selleri

1 ts sennep

Metode

Skjær potetene i terninger og kok til de er møre. Hakk det kokte egget.

Bland alle ingrediensene bortsett fra egg og poteter. Tilsett blandingen over hakkede egg og potetterninger. Bland godt slik at ingrediensene blandes godt. Tilpass salt og pepper etter smak.

Nyt!

Krydret ingefærpotetsalat

Ingredienser

2 pund røde poteter i terninger

2 ts hakket koriander

2 ts riseddik

1/3 kopp grønn løk, i skiver

1 ts sesamolje

1 jalapenopepper, finhakket

4 ts sitrongress, hakket

¾ teskje salt

2 ts revet ingefær

Metode

Kok potetene til de er møre. Tøm overflødig vann. Bland sammen resten av ingrediensene godt. Dekk de kokte potetene med blandingen. Bruk en slikkepott til å blande ingrediensene.

Nyt!

Selleri og potetsalat

Ingredienser

2 pund røde poteter i terninger

2 gram paprika, i terninger

½ kopp rapsmajones

1/8 ts hvitløkspulver

¼ kopp hakket grønn løk

¼ teskje svart pepper

¼ kopp yoghurt

½ ts sellerifrø

¼ kopp rømme

½ ts salt

1 teskje sukker

1 ts hvitvinseddik

2 ts tilberedt sennep

Metode

Kok potetterningene til de er myke og tøm av overflødig vann. Avkjøl de kokte potetene i ca 30 minutter. Bland resten av ingrediensene i en bolle. Tilsett potetterninger og bland godt.

Nyt!

Lime kylling med potetsalat

Ingredienser

1 pund poteter

1 finhakket hvitløksfedd

2 kopper erter

½ ts sort pepper

2 kopper hakket kyllingbryst

1 ts salt

½ kopp hakket rød paprika

1 ts salt

½ kopp hakket løk

1 ts estragon, hakket

1 ts limejuice

2 ts olivenolje

1 ts dijonsennep

Metode

Kok poteter, erter og kyllingbryst hver for seg til de er møre. Bland resten av ingrediensene i en bolle. Tilsett nå potetterninger, erter og kyllingbryst i miksebollen. Bruk en slikkepott og bland ingrediensene godt. Server umiddelbart.

Nyt!

Potetsalat med geitost

Ingredienser

2 ½ pund poteter

1 finhakket hvitløksfedd

¼ kopp tørr hvitvin

1 ts dijonsennep

½ ts salt

2 ts olivenolje

½ ts sort pepper

2 ts estragon, hakket

1/3 kopp hakket løk

¼ kopp rødvinseddik

½ kopp hakket persille

3 gram geitost

¼ kopp rømme

Metode

Kok potetene i vann til de er møre. Bland poteter, vineddik, pepper og salt i en bolle. La stå i 15 minutter. Tilsett nå resten av ingrediensene til potetblandingen og bland godt. Server umiddelbart.

Nyt!

Pico de Gallo - Autentisk meksikansk saus

Ingredienser:

3 store tomater i terninger, sautert

1 middels løk hakket

¼ haug med Cilantro, bruk mer eller mindre etter din smak

valgfrie ingredienser

½ agurk skrelt og kuttet i terninger

Sitronsaft av ½ sitron

½ ts finhakket hvitløk

Salt etter smak

2 jalapeños, eller mer hvis du foretrekker det mer krydret

1 skrelte avokadoterninger

Metode

Kombiner alle ingrediensene i en stor miksebolle og bland godt. Server umiddelbart.

Nyt!

Olivenolje og sitronsalatdressing

Ingredienser:

8 hakkede hvitløksfedd

½ ts sort pepper

1 kopp ferskpresset sitronsaft

2 ts salt

½ kopp ekstra virgin olivenolje

Metode

Ha alle ingrediensene i en blender og kjør til alle ingrediensene er blandet.

Denne dressingen bør oppbevares i en lufttett beholder og brukes snart, ellers blir dressingen sur på grunn av sitronsaften i den.

Nyt!

Bønne-, mais- og avokadosalat

Ingredienser:

1 boks svarte bønner, avrent

1 boks gul søtmais, hermetisert, drenert

2 ss. lime juice

1 ts olivenolje

4 ss koriander

5 kopper hakket rå løk

1 avokado

1 moden rød tomat

Metode

Ha alle ingrediensene i en stor miksebolle og bland forsiktig. Server umiddelbart eller server kald.

Nyt!

Sørvest-pastasalat

Ingredienser:

1-8 gram liten fullkornspasta

15 gram mais

15 gram svarte bønner

1 kopp salsa, hvilken som helst variant

1 kopp cheddarost, revet

1 kopp grønn paprika i terninger, paprika

Metode

Tilbered pasta i henhold til anvisningen på pakken. Tøm, skyll og ha i en stor bolle. Væskene er reservert og drenert fra hermetisk mais og svarte bønner. Kombiner alle ingrediensene med den kokte pastaen i en stor bolle. Tilsett små mengder av de reserverte hermetiske væskene og tilsett om nødvendig. Server umiddelbart.

Nyt!

Stekt betesalat

Ingredienser:

6 gule rødbeter, 1/2 pund

3 ss olivenolje

ferskkvernet sort pepper

1 ½ ss. Estragon eller sherryeddik

1 spiseskje. timianblader

4 kopper blandede salatblader

½ kopp smuldret fetaost

1 spiseskje. mynte

Metode

Først forvarmes ovnen til 375 grader. Legg rødbetene i en grunn dekket ildfast form. Tilsett nok vann til å få opp 1/2 tomme av platen. Dekk rødbetene og stek i en time eller til rødbetene enkelt kan stikkes hull med en skrellekniv. Ta rødbetene ut av ovnen. I en middels bolle, visp sammen eddik og hakkede urter. Hakk kokte rødbeter i 1/2-tommers terninger, og bland deretter med dressing. Dryss over fetaost og server umiddelbart.

Nyt!

Sprø Kål Ramen Nuddelsalat

Ingredienser:

3 ss olivenolje

3 ss eddik

2 ss. Sukker eller sukkererstatning

½ pakke ramen nudler krydder

¼ teskje pepper

1 spiseskje. lav natrium soyasaus

Salat ingredienser:

1 lite hode med rød eller grønn kål

2 hakkede grønne løk, hakket

1 skrelt og revet gulrot

1 pakke strimlede ramennudler

Metode

Forbered dressingen ved å blande ingrediensene i en stor salatskål. Rør for å løse opp sukkeret. De tre første salatingrediensene tilsettes i en bolle og blandes godt. Tilsett knust Ramen og bland godt. Hell i dressingen og server umiddelbart.

Nyt!

Spinat og tomatpastasalat

Ingredienser:

8 oz. liten pasta eller orzo

8 oz. smuldret fetaost

16 oz. drue tomater

4 kopper babyspinat

2 ss. drenerte kapers

¼ teskje svart pepper

2 ss. Revet parmesanost

Metode

Kok pasta etter anvisning på pakken til den er al dente, fast til å bite. Når pastaen er kokt; hell over tomater for en rask blanchering. Mens pastaen koker skal spinat, feta og kapers ha i en stor bolle. Bland tomater og pasta med spinatblandingen. Før du tømmer pastaen, tilsettes pastakokingen proporsjonalt for å kombinere. Krydre til slutt med sort pepper og pynt med revet ost. Server umiddelbart.

Nyt!

waldorf salat

Ingredienser:

4 mellomstore epler i terninger

1/3 kopp hakkede valnøtter

1/3 kopp rosiner

½ kopp vanlig, lav-fett, gresk eller vanlig yoghurt

3 stilker selleri hakket

Metode

Tilsett alle ingrediensene i en stor bolle og bland godt til alle ingrediensene er blandet. Sett i kjøleskap over natten og server kaldt.

Nyt!

Istuaeli salat

Ingredienser:

1 grønn eller gul paprika, hakket

1 skrelt agurk, hakket

2 ss. Sitronsaft

1 ts salt

1 ts nykvernet pepper

3 hakkede tomater

3 ss ekstra virgin olivenolje

Metode

Tilsett alle ingrediensene i en stor bolle og bland godt til alle ingrediensene er blandet. Server umiddelbart, jo lenger denne salaten sitter, jo løpere blir den.

Nyt!

Kålnudlesalat

Ingredienser:

3 ss Olivenolje 3 ss. Eddik 2 ss. ½ pakke sukker ramennudler

¼ teskje pepper

1 spiseskje. lav natrium soyasaus

1 hode rød- eller grønnkål

2 hakkede grønne løk

1 skrelt gulrot, revet

1 pakke strimlede ramennudler

Metode

Alle ingrediensene er kombinert i en stor bolle. Fortsett å røre ordentlig for å løse opp sukkeret. Deretter kombineres de tre første ingrediensene i denne salaten og blandes deretter godt. Strimlede ramennudler legges til den. Resten av ingrediensene tilsettes deretter og deretter kastes gjentatte ganger. Server umiddelbart eller dekk til og avkjøl for å la smakene blande seg.

Nyt!

Meksikansk svart bønnesalat

Ingredienser

1 ½ boks kokte svarte bønner

2 modne plommetomater, i terninger

3 gressløk, i skiver

1 spiseskje. fersk sitronsaft

2 ss. nyhakket koriander

Salt og nykvernet sort pepper etter smak.

1/3 kopp mais

2 ss. Oliven olje

Metode

Kombiner alle ingrediensene i en middels bolle og bland forsiktig. La salaten hvile i kjøleskapet frem til servering. Serveres kaldt.

Nyt!

Svart bønner og mais salsa

Ingredienser:

1 boks svarte bønner

3 ss nyhakket koriander

1 boks gul mais og hvit mais

¼ kopp hakket løk

1 kan Rootle

Limejuice eller press en lime

Metode

Tøm væsken fra de svarte bønnene, røttene og maisboksene og bland i en stor bolle. Tilsett koriander og løk og bland godt. Rett før servering presser du ut litt sitronsaft.

Nyt!

Kalkun taco salat

Ingredienser:

2 oz. malt kalkun

2/4 kopp cheddarost

1 ½ kopper hakket romansalat

1/8 kopp hakket løk

½ oz. tortilla chips

2 ss. Dyppe

¼ kopp røde kidneybønner

Metode

Tilsett alle ingrediensene unntatt tortillachipsene i en stor bolle og bland godt. Rett før servering toppes salaten med de knuste tortillaene og serveres umiddelbart.

Nyt!

regnbuefruktsalat

Ingredienser

Fruktsalat:

1 stor mango skrelt, i terninger

2 kopper blåbær

2 skiver bananer

2 kopper jordbær

2 kopper frøfrie druer

2 ss. Sitronsaft

1 ½ ss. Kjære

2 kopper frøfrie druer

2 uskrellede nektariner, i skiver

1 kiwi skrelt, i skiver

Honning og appelsinsaus:

1/3 kopp usøtet appelsinjuice

¼ teskje malt ingefær

En klype muskatnøtt

Metode

Tilsett alle ingrediensene i en stor bolle og bland godt til alle ingrediensene er blandet. Sett i kjøleskap over natten og server kaldt.

Nyt!

Sunshine fruktsalat

Ingredienser:

3 kiwi, kuttet i små biter

320 gram ananasbiter i juice

215 gram mandarin appelsiner, drenert, hermetisert i lett sirup

2 bananer

Metode

Bland alle ingrediensene i en stor miksebolle og sett i kjøleskap i minst 2 timer. Server denne salaten kald.

Nyt!

Sitrus- og svartbønnesalat

Ingredienser:

1 grapefrukt, skrelt, i skiver

2 skrellede appelsiner, i skiver

1 16 oz. boks med svarte bønner drenert

½ kopp hakket rødløk

½ avokado i skiver

2 ss. Sitronsaft

svart pepper etter smak

Metode

Kombiner alle ingrediensene i en stor miksebolle og server ved romtemperatur.

Nyt!

Krydret agurk- og løksalat

Ingredienser

2 agurker, skåret i tynne skiver

½ ts salt

¼ teskje svart pepper

2 ss. Granulert sukker

1/3 kopp cider eddik

1 løk, skåret i tynne skiver

1/3 kopp vann

Metode

Anrett agurker og løk vekselvis på en tallerken. Bland resten av ingrediensene i en blender og kjør til en jevn masse. Avkjøl dressingen i noen timer. Rett før servering helles dressingen over agurkene og løkene og serveres umiddelbart.

Nyt!

Hagesalat med blåbær og rødbeter

Ingredienser:

1 hode romainesalat

1 håndfull blåbær

1 unse. smuldret geitost

2 stekte rødbeter

5-6 cherrytomater

¼ kopp hermetisk tunfisk

Salt etter smak

pepper etter smak

Metode

Legg alle ingrediensene i en smurt ildfast form og dekk med aluminiumsfolie. Stek i en forvarmet ovn ved 250 grader F i en time eller så. La avkjøle litt og krydre etter eget ønske. Serveres varm.

Nyt!

Blomkålsalat eller mockpoteter

Ingredienser

1 blomkålhode, kokt og kuttet i buketter

¼ kopp skummet melk

6 ts Splenda

¾ ss. cider eddik

5 ss lett majones

2 ts gul sennep

Metode

Bland alle ingrediensene unntatt blomkål og pisk til en jevn masse. Rett før servering toppes den kokte blomkålen med den tilberedte dressingen og serveres varm.

Nyt!

Agurk dill salat

Ingredienser:

1 kopp fettfri eller vanlig gresk yoghurt uten fett

salt og pepper etter smak

6 kopper agurk, i tynne skiver

½ kopp løk, i tynne skiver

¼ kopp sitronsaft

2 hakkede hvitløksfedd

1/8 kopp dill

Metode

Tøm overflødig vann fra yoghurt og la avkjøles i ca 30 minutter. Bland sammen yoghurten med resten av ingrediensene og bland godt. Sett i kjøleskap i en time eller så og server kaldt.

Nyt!

falsk potetsalat

Ingredienser

16 ss fettfri majones

5 kopper kokt blomkål, kuttet i buketter

¼ kopp gul sennep

¼ kopp hakket selleri

½ kopp skivet agurk

1 spiseskje. gult sennepsfrø

¼ kopp pickles i terninger

½ ts hvitløkspulver

Metode

Tilsett alle ingrediensene i en stor bolle og bland godt til alle ingrediensene er blandet. Sett i kjøleskap over natten og server kaldt. Du kan til og med erstatte blomkålen med poteter, retten smaker like deilig.

Nyt!

Bonnies agurkpotetsalat

Ingredienser

2-3 kopper nypoteter

1 spiseskje. dill terning

1 spiseskje. Dijon sennep

¼ kopp linolje

4 hakket gressløk

2 ts hakket dill

¼ teskje pepper

3-4 kopper agurk

¼ teskje salt

Metode

Kombiner alle ingrediensene i en stor bolle og bland godt til alle ingrediensene er blandet, rett før servering. Server umiddelbart.

Nyt!

Spinatsalat med røde frukter

Ingredienser

½ kopp skivede jordbær

¼ kopp bringebær

¼ kopp Newmans egen lys bringebær pecandressing

¼ kopp blåbær

¼ kopp hakkede mandler

4 kopper spinat

¼ kopp hakket rødløk

Metode

Tilsett alle ingrediensene i en stor bolle og bland godt til alle ingrediensene er blandet. Sett i kjøleskap over natten og server kaldt.

Nyt!

tubuli salat

Ingredienser

1 kopp bulgurhvete

1 hakket løk

4 gressløk, hakket

salt og pepper etter smak

2 kopper hakkede bladpersille

¼ kopp sitronsaft

2 kopper kokende vann

2 mellomstore tomater, i terninger

¼ kopp olivenolje

1 kopp hakket mynte

Metode

Kok opp vannet i en middels kjele. Etter å ha tatt av varmen, hell i kornetten og dekk til med et tettsittende lokk og sett til side i 30 minutter. Tøm overflødig vann. Tilsett de resterende ingrediensene og bland godt. Server umiddelbart.

Nyt!

Salat med basilikum og majonesdressing

Ingredienser

1/2 pund bacon

½ kopp majones

2 ss. rødvinseddik

¼ kopp finhakket basilikum

1 ts malt svart pepper

1 spiseskje. Rapsolje

1 pund romansalat - skyllet, tørket og kuttet i små biter

¼ halvliter cherrytomater

Metode

Legg baconet i en stor, dyp panne. Kok over middels høy varme til jevnt gyldent. Tilsett reservert bacon, majones, basilikum og eddik i en liten bolle og bland. Dekk til og oppbevar i romtemperatur. Bland sammen romansalat, bacon og krutonger, tomater i en stor bolle. Hell dressingen over salaten. Delta.

Nyt!

Grillet Cæsarsalat med kniv og gaffel

Ingredienser

1 lang tynn baguette

¼ kopp olivenolje, delt

2 hvitløk, delt i to

1 liten tomat

1 romansalat, kast de ytre bladene

Salt og grovkvernet pepper etter smak

1 kopp Caesar salatdressing, eller etter smak

½ kopp parmesanost å rive

Metode

Forvarm grillen til lav og lett oljegrill. Skjær baguetten for å lage 4 lange skiver ca 1/2-tommers tykke. Pensle hver kuttside lett med omtrent halvparten av olivenoljen. Grill baguetteskivene på den forvarmede grillen til de er litt sprø, 2 til 3 minutter per side. Gni hver side av baguetteskivene med snittsiden av hvitløken og snittsiden av tomatene. Pensle de 2 avkuttede sidene av romainesalatkvartene med den resterende olivenoljen. Drypp hver med Cæsardressing.

Nyt!

Romersk jordbærsalat I

Ingredienser:

1 hode romainesalat, skylt, tørket og hakket

2 bunter spinat vasket, tørket og hakket

2 halvlitere jordbær i skiver

1 bermudaløk

½ kopp majones

2 ss. Hvitvinseddik

1/3 kopp hvitt sukker

¼ kopp melk

2 ss. Valmuefrø

Metode

I en stor salatskål kombinerer du romansalat, spinat, jordbær og skivet løk. Kombiner majones, eddik, sukker, melk og valmuefrø i en krukke med tettsittende lokk. Rist godt og hell dressingen over salaten. Bland til jevnt belagt. Server umiddelbart.

Nyt!

gresk salat

Ingredienser:

1 tørr romainesalat

6 gram pitted svarte oliven

1 hakket grønn paprika

1 rødløk i tynne skiver

6 ss olivenolje

1 rød paprika hakket

2 store tomater, hakket

1 skivet agurk

1 kopp smuldret fetaost

1 ts tørket oregano

1 sitron

Metode

I en stor salatskål blander du romansalaten, løk, oliven, paprika, agurk, tomater og ost godt. Visp sammen olivenolje, sitronsaft, oregano og sort pepper. Hell dressingen over salaten, bland og server.

Nyt!

Jordbær og feta salat

Ingredienser

1 kopp hakkede mandler

2 hakkede hvitløksfedd

1 ts honning 1 kopp vegetabilsk olje

1 hode romainesalat,

1 ts dijonsennep

¼ kopp bringebæreddik

2 ss. Balsamicoeddik

2 ss. brunt sukker

1 halvliter jordbær, i skiver

1 kopp smuldret fetaost

Metode

I en panne, varm oljen over middels høy varme, kok mandlene, rør ofte, til de er lett ristet. Ta den av varmen. Lag dressingen i en bolle ved å kombinere balsamicoeddik, brunt sukker og vegetabilsk olje. I en stor bolle blander du sammen mandler, fetaost og romainesalat. Rett før servering blander du salaten med dressingen.

Nyt!

kjøttsalat

Ingredienser

1 pund indrefilet av storfe

1/3 kopp olivenolje

3 ss rødvinseddik

2 ss. Sitronsaft

1 finhakket hvitløksfedd

½ ts salt

1/8 ts sort pepper

1 ts Worcestershire saus

1 oppskåret gulrot

½ kopp skivet rødløk

¼ kopp skivede fylte oliven med grønn pepper

Metode

Forvarm grillen til høy varme. Legg biffen på grillen og stek i 5 minutter på hver side. Fjern fra varmen og la stå til det er avkjølt. I en liten bolle, visp sammen olivenolje, eddik, sitronsaft, hvitløk, salt, pepper og Worcestershiresaus. Tilsett osten. Etter det, dekk til og sett dressingen i kjøleskapet. Rett før servering heller du dressingen over biffen. Server med sprø grillet franskbrød.

Nyt!

Mandarin og mandelsalat

Ingredienser:

1 romansalat

11 gram mandarin appelsiner, drenert

6 grønne løk, i tynne skiver

½ kopp olivenolje 1 ss. hvitt sukker

1 ts knuste røde pepperflak

2 ss. hvitt sukker

½ kopp skivede mandler

¼ kopp rødvinseddik

Malt svart pepper etter smak

Metode

I en stor bolle kombinerer du romansalat, appelsiner og løk. Tilsett sukkeret i en stekepanne og rør rundt mens sukkeret begynner å smelte. Rør kontinuerlig. Tilsett mandler og rør til de er dekket. Ha mandlene på en tallerken og la avkjøle. Kombiner olivenolje, rødvinseddik, en spiseskje. sukker, røde pepperflak og sort pepper i en krukke med tettsittende lokk. Før servering, bland salat med salatdressing til den er belagt. Ha over i en serveringsbolle og server drysset med sukkerholdige mandler. Server umiddelbart.

Nyt!

Tropisk salat med ananasvinaigrette

Ingredienser

6 skiver bacon

¼ kopp ananasjuice

3 ss rødvinseddik

¼ kopp olivenolje

Nykvernet sort pepper etter smak

Salt etter smak

10-unse pakke hakket romansalat

1 kopp ananas i terninger

½ kopp ristede, hakkede macadamianøtter

3 hakkede grønne løk

¼ kopp ristet strimlet kokosnøtt

Metode

Legg baconet i en stor, dyp panne. Kok over middels høy varme til jevnt brunet, ca 10 minutter. Hell av og smuldre baconet. Kombiner ananasjuice, rødvinseddik, olje, pepper og salt i en krukke med lokk. Dekk til å riste godt. Bland resten av ingrediensene og tilsett dressingen. Pynt med ristet kokos. Server umiddelbart.

Nyt!

california salatskål

Ingredienser:

1 avokado, skrellet og uthulet

1 spiseskje. Sitronsaft

½ kopp majones

¼ ts varm saus

¼ kopp olivenolje

1 finhakket hvitløksfedd

½ ts salt

1 hode romainesalat

3 gram cheddarost, revet

2 tomater kuttet i terninger

2 hakkede grønne løk

¼ pitte grønne oliven

1 kopp grovknust maischips

Metode

I en blender blander du all sitronsaft, avokadokomponenter, majones, olivenolje, peppersaus, hvitløk og salt. Fortsett behandlingen til den er jevn.

Kombiner cheddarost, romansalat, tomater og avokado i en stor bolle og topp med dressing rett før servering.

Nyt!

Klassisk ristet salat

Ingredienser:

1 kopp blancherte skivede mandler

2 ss. sesamfrø

1 romansalat, kuttet i små biter

1 rødt bladsalat, kuttet i små biter

8-unse pakke smuldret fetaost

4 unser skivede svarte oliven

1 kopp cherrytomater, halvert

1 rødløk, halvert og i tynne skiver

6 sopp, i skiver

¼ kopp revet Romano ost

8-unse flaske italiensk salatdressing

Metode

Varm en stor stekepanne over middels høy varme. Ha mandlene i pannen og kok opp. Når mandlene begynner å avgi en aroma, tilsett sesamfrøene mens du rører ofte. Kok i 1 minutt til eller til frøene er ristet. I en stor salatskål, sleng salaten med godt kombinert oliven, feta, sopp, mandler, tomater, sesamfrø, løk og Romano-ost. Når du er klar til servering, hell i den italienske dressingen og bland.

Nyt!

Krydret pære- og blåmuggostsalat

Ingredienser

1/3 kopp tomatsaus

½ kopp destillert hvit eddik

¾ kopp hvitt sukker

2 ts salt

1 kopp rapsolje

2 hoder romansalat, hakket

4 gram smuldret blåmuggost

2 pærer, skrelles, kjernekjernes og hakkes

½ kopp ristede og hakkede valnøtter

½ rødløk hakket

Metode

I en liten bolle kombineres tomatsaus, sukker, eddik og salt godt. Hell gradvis i oljen under konstant omrøring til den er godt blandet. I en stor serveringsbolle kombinerer du salat, blåmuggost, pærer, valnøtter og rødløk. Hell dressingen over salaten og vend til pels.

Nyt!

Krydret italiensk salat

Ingredienser:

½ kopp rapsolje

1/3 kopp estragoneddik

1 spiseskje. hvitt sukker

1 rød paprika kuttet i strimler

1 revet gulrot

1 rødløk i tynne skiver

¼ kopp svarte oliven

¼ kopp pitte grønne oliven

½ kopp skivet agurk

2 ss. revet romano ost

Malt svart pepper etter smak

Metode

I en middels bolle kombinerer du rapsolje, sukker, tørr sennep, timian og hvitløk i en bolle. I en stor bolle blander du sammen salat, rød paprika, gulrot, rødløk, artisjokkhjerter, svarte oliven, grønne oliven, agurk og Romano-ost. Sett i kjøleskapet i 4 timer eller over natten. Smak til med pepper og salt. Serveres kaldt.

Nyt!

Cæsarsalat

Ingredienser:

1 hode romainesalat

2 kopper krutonger

1 sitron i juice

1 klype Worcestershiresaus

6 fedd hvitløk, finhakket

1 spiseskje. Dijon sennep

½ kopp olivenolje

¼ kopp revet parmesanost

Metode

Knus krutongene i en dyp bolle og sett til side. Kombiner sennep, sitronsaft og worcestershiresaus i en bolle. Bland godt i en mikser og tilsett langsomt olivenolje til det er kremaktig. Hell dressingen over salaten. Tilsett krutonger og ost og bland godt. Server umiddelbart.

Nyt!

Prosciutto og karamelliserte pærer og valnøtter salat

Ingredienser:

2 kopper appelsinjuice

2 ss. rødvinseddik

2 ss. finhakket rødløk

1 spiseskje. hvitt sukker

1 spiseskje. hvitvin

1 kopp halverte valnøtter

½ kopp hvitt sukker

¼ kopp vann

¾ kopp ekstra virgin olivenolje

1 spiseskje. Smør

2 pærer, skrelles, kjernehus og kuttes i terninger

Prosciutto, kuttet i tynne strimler, 1/4 pund

2 hjerter av romansalat, skylt og revet

Metode

I en middels kjele, varm først appelsinjuice over middels høy varme, visp ofte, til den er redusert med 1/4. Legg til en blender, sammen med eddik, løk, sukker, vin, salt og pepper. Smelt smøret i en nonstick-gryte på middels varme mens du blander på lav hastighet, ta av lokket og ringle sakte med olivenolje for å emulgere dressingen. Tilsett sukker og vann og kok opp under konstant omrøring. Surr pærene og valnøtter i smør i 3 minutter. Fjern fra varmen og la avkjøles. Tilsett vinaigretten. Server dem nå på et stort italiensk fat.

Nyt!

Mandarin appelsin Romaine salatsalat med valmuefrødressing

Ingredienser:

6 skiver bacon

1/3 kopp eplecidereddik

¾ kopp hvitt sukker

½ kopp grovhakket rødløk

½ ts tørt sennepspulver

¼ teskje salt

½ kopp vegetabilsk olje 1 ts. Valmuefrø

10 kopper revne romainesalatblader

10 gram mandarin appelsin segmenter, drenert

¼ kopp ristede skiver mandler

Metode

Brun baconet i en panne. Tøm, smuldre og reserver. Ha eddik, sukker, rødløk, tørr sennep og salt i bollen til en blender. Reduser blenderhastigheten til middels lav. Tilsett valmuefrø, bland til det er innarbeidet og dressingen er kremaktig. Kast romansalaten med smuldret bacon og mandarin i en stor bolle. Topp med dressingen og server umiddelbart.

Nyt!

Hussalat i restaurantstil

Ingredienser:

endre porsjoner

1 stor romainesalat, skylt, tørket og kuttet i biter

4 unser terninger av varm paprika, drenert

2/3 kopp ekstra virgin olivenolje

1/3 kopp rødvinseddik

1 ts salt

1 stort hodeisfjell: skyllet, tørket og brutt i biter

14 gram artisjokkhjerter, drenert og delt i kvarte

1 kopp skivet rødløk

¼ teskje svart pepper

2/3 kopp ost - revet parmesan

Metode

Bland alle ingrediensene i en bolle og bland godt. Server umiddelbart.

Nyt!

Spinatsalat

Ingredienser:

endre porsjoner

½ kopp hvitt sukker

1 kopp vegetabilsk olje

2 ss. Engelsk saus

1/3 kopp tomatsaus

½ kopp hvit eddik

1 liten løk hakket

1 pund spinat - skyllet, tørket og kuttet i små biter

4 unser skivede kastanjer drenert med vann

5 skiver bacon

Metode

Bland alle ingrediensene i en bolle og bland godt. Server umiddelbart.

Nyt!

Super Seven Spinatsalat

Ingredienser:

6-unse pakke babyspinatblader

1/3 kopp cheddarost i terninger

1 Fuji-eple, skrelt, kjernet ut og i terninger

1/3 kopp finhakket rødløk

¼ kopp søte tyttebær

1/3 kopp blancherte skivede mandler

3 ss valmuefrø salatdressing

Metode

Bland alle ingrediensene i en bolle og bland godt. Server umiddelbart.

Nyt!

vakker salat

Ingredienser:

8 kopper babyspinatblader

11 gram boks mandariner, drenert

½ middels rødløk, kuttet separat i ringer

1 kopp smuldret fetaost

1 kopp balsamico salatdressing vinaigrette

1 ½ kopper kandiserte tørkede tranebær

1 kopp honningristede mandler i skiver

Metode

Bland alle ingrediensene i en bolle og bland godt. Server umiddelbart.

Nyt!

Spinat og Orzo salat

Ingredienser:

16-unse pakke rå orzo-pasta

10-unse pakke finhakkede babyspinatblader

½ pund smuldret fetaost

½ rødløk finhakket

¾ kopp pinjekjerner

½ ts tørket basilikum

¼ teskje malt hvit pepper

½ kopp olivenolje

½ kopp balsamicoeddik

Metode

Kok opp en stor kjele med lettsaltet vann. Overfør til en stor bolle og tilsett spinat, fetaost, løk, pinjekjerner, basilikum og hvit pepper. Tilsett orzoen og kok i 8 til 10 minutter, tøm av og skyll med kaldt vann. Bland med olivenolje og balsamicoeddik. Avkjøl og server kaldt.

Nyt!

Jordbær, kiwi og spinatsalat

Ingredienser:

2 ss. bringebæreddik

2 ½ ss. Bringebærmarmelade

1/3 kopp vegetabilsk olje

8 kopper spinat, skyllet og kuttet i små biter

½ kopp hakkede valnøtter

8 jordbær i terninger

2 kiwi skrelt og skåret i skiver

Metode

Bland alle ingrediensene i en bolle og bland godt. Server umiddelbart.

Nyt!

Spinat og granateplesalat

Ingredienser:

1 10-unse pose babyspinatblader, skyllet og drenert

1/4 rødløk, skåret veldig tynne

1/2 kopp valnøttbiter

1/2 kopp smuldret fetaost

1/4 kopp alfalfaspirer, valgfritt

1 granateple, skrelt og frynset

4 ss balsamicoeddik

Metode

Legg spinaten i en salatskål. Topp med rødløk, valnøtter, fetaost og spirer.

Dryss granateplefrø på toppen og drypp med vinaigrette.

Nyt!

Spinatsalat med peppergeledressing

Ingredienser:

3 ss mild pepper gelé

2 ss. Oliven olje

1/8 ts salt

2 kopper babyspinatblader

2 unser skivet geitost

1/8 ts dijonsennep

Metode

Bland alle ingrediensene i en bolle og bland godt. Server umiddelbart.

Nyt!

Superenkel spinat og rød peppersalat

Ingredienser:

¼ kopp olivenolje

6-unse pakke babyspinat

½ kopp revet parmesanost

¼ kopp riseddik

1 rød paprika hakket

Metode

Bland alle ingrediensene i en bolle og bland godt. Server umiddelbart.

Nyt!

Spinat, vannmelon og mynte salat

Ingredienser:

1 spiseskje. Valmuefrø

¼ kopp hvitt sukker 10 gram pose babyspinatblader

1 kopp eplecidereddik

¼ kopp Worcestershire saus

½ kopp vegetabilsk olje

1 spiseskje. sesamfrø

2 kopper vannmelon uten frø i terninger

1 kopp finhakkede mynteblader

1 liten rødløk i tynne skiver

1 kopp hakkede ristede valnøtter

Metode

Bland alle ingrediensene i en bolle og bland godt. Server umiddelbart.

Nyt!

Fin granateplesalat

Ingredienser:

10-unse kan mandarin appelsiner, drenert

10 gram babyspinatblader

10 gram ruccolablader

1 granateple, skrelt og frø separert

½ finhakket rødløk

Metode

Bland alle ingrediensene i en bolle og bland godt. Server umiddelbart.

Nyt!

Crunchy eple- og mandelsalat

Ingredienser:

10-unse pakke blandet salatgrønt

½ kopp hakkede mandler

½ kopp smuldret fetaost

1 dl eplepai, hakket og kjerneskåret

¼ kopp skivet rødløk

¼ kopp gylne rosiner

1 kopp bringebær vinaigrette salatdressing

Metode

Bland alle ingrediensene i en bolle og bland godt. Server umiddelbart.

Nyt!

Mandarin, gorgonzola og mandel gleder

Ingredienser:

½ kopp blancherte skivede mandler, tørrstekte

1 kopp gorgonzola ost

2 ss. rødvinseddik

11 gram mandarin appelsiner, juice reservert

2 ss. Vegetabilsk olje

12 gram blandet salatgrønt

Metode

Bland alle ingrediensene i en bolle og bland godt. Server umiddelbart.

Nyt!

Ristet romaine og appelsinsalat

Ingredienser:

½ kopp appelsinjuice

1 stort hode romainesalat, revet, vasket og tørket

3 bokser mandariner

½ kopp hakkede mandler

3 ss olivenolje

2 ss. rødvinseddik

½ ts sort pepper

¼ teskje salt

Metode

Bland alle ingrediensene i en bolle og bland godt. Server umiddelbart.

Nyt!

vanedannende salat

Ingredienser:

1 kopp majones

½ kopp nyrevet ost

½ kopp revet gulrot

¼ kopp fersk ost - revet parmesan

2 ss. hvitt sukker

10-unse pakke vårsalatblanding

½ kopp små blomkålbuketter

½ kopp bacon

Metode

I en liten bolle, 1/4 kopp parmesanost og sukker, majones kombineres til det er godt blandet. Dekk den til og la den stå i kjøleskap over natten.

Kombiner salat, baconbiter, 1/2 kopp gulrot, parmesanost og blomkål i en stor serveringsbolle. Bland med avkjølt dressing rett før servering.

Nyt!

Grønnkålsalat med granateple, solsikkekjerner og skivede mandler

Ingredienser:

½ pund grønnkål

1 ½ kopper granateplefrø

5 ss balsamicoeddik

3 ss ekstra virgin olivenolje

2 ss. solsikkefrø

1/3 kopp skivede mandler

5 ss riseddik krydret med rød pepper

Salt etter smak

Metode

Vask og rist av overflødig vann fra grønnkålen. Hakk bladene til de er fine, men fortsatt litt bladrike. Skivede mandler, hakket grønnkål, granateplefrø og solsikkefrø kombineres i en stor bolle; rør for å kombinere. Fjern senterribbene og stilkene. Olivenolje-, riseddik- og balsamicoeddikblandingen dryppes over grønnkålblandingen og blandes. Smak til med salt til servering.

Nyt!

Granateple og feta salat med sitron Dijon Vinaigrette

Ingredienser:

10-unse pakke blandet babygrønt

8-unse pakke smuldret fetaost

1 sitron revet og presset

1 ts dijonsennep

1 granateple, skrelt og frø separert

3 ss rødvinseddik

3 ss ekstra virgin olivenolje

salt og pepper etter smak

Metode

Salat-, feta- og granateplefrø legges i en stor miksebolle. Deretter blandes sitronsaft og -skall, eddik, sennep, salt, olivenolje og pepper sammen i en egen stor bolle. Blandingen helles over salaten og kastes til belegg. Nå umiddelbart tjene til å grave.

Nyt!

Ruccola, fennikel og appelsinsalat

Ingredienser:

½ ts sort pepper

¼ kopp olivenolje

1 haug ruccola

1 spiseskje. Kjære

1 spiseskje. Sitronsaft

½ ts salt

2 appelsiner skrelt og segmentert

1 tynne skiver fennikelløk

2 ss. Skivede svarte oliven

Metode

Kombiner alle ingrediensene i en stor bolle og bland godt. Server umiddelbart. Nyt!

Avokado, vannmelon og spinatsalat

Ingredienser:

2 store avokadoer, skrellet, pitlet og kuttet i terninger

4 kopper vannmelon i terninger

4 kopper spinatblader

1 kopp balsamico salatdressing vinaigrette

Metode

Kombiner alle ingrediensene i en stor bolle og bland godt. Serveres kaldt.

Nyt!

Avokado-, grønnkål- og quinoasalat

Ingredienser

2/3 kopp quinoa

1 haug med grønnkål kuttet i små biter

½ avokado, skrelt og i terninger

1/3 kopp hakket rød paprika

½ kopp agurk, kuttet i små terninger

2 ss. Finhakket rødløk

1 1/3 kopper vann

1 spiseskje. smuldret fetaost

Til dressingen

¼ kopp olivenolje 2 ss. Sitronsaft

1 ½ ss. Dijon sennep

¾ teskje havsalt

¼ ts nykvernet sort pepper

Metode

Tilsett quinoa og vann i en kjele. Sett det til koking. Reduser flammen og stek i 15 til 20 minutter. Sett den til side. Damp grønnkålen med en dampkoker i 45 sekunder. Kombiner alle krydderingrediensene i en bolle. Bland sammen grønnkål, quinoa, avokado og resten og topp med salatdressingen.

Nyt!

Zucchinisalat med spesiell dressing

Ingredienser

6 små zucchini, i tynne skiver

½ kopp hakket grønn paprika

½ kopp løk, hakket

½ kopp selleri, i terninger

1 krukke paprika, avrent og kuttet i terninger

2/3 kopp eddik

3 ss hvitvinseddik

1/3 kopp vegetabilsk olje

½ kopp sukker

½ ts pepper

½ ts salt

Metode

Bland alle grønnsakene i en middels bolle og sett til side. Bland alle andre ingredienser i en krukke med tettsittende lokk. Rist blandingen kraftig og hell den over grønnsakene. Bland grønnsakene forsiktig. Dekk til og oppbevar i kjøleskapet over natten eller minimum 8 timer. Den serveres kald.

Nyt!

Grønnsaks- og baconsalat

Ingredienser

3 kopper hakket brokkoli

3 kopper hakket blomkål

3 kopper hakket selleri

6 skiver bacon

1 ½ kopp majones

¼ kopp parmesanost

1 pakke frosne erter, tint

1 kopp søtede tørkede tranebær

1 kopp spanske peanøtter

2 ss. stripet løk

1 spiseskje. Hvitvinseddik

1 ts salt

¼ kopp hvitt sukker

Metode

Stek bacon i en stor, dyp panne til det er lett brunt. Legg den på tallerkenen og smuldre. I en stor bolle blander du sammen brokkoli, blomkål, snapserter, tranebær og selleri. I en annen bolle blander du ost, majones, løk, sukker, eddik og salt. Hell blandingen over grønnsakene. Tilsett nøtter, bacon og bland godt. Server umiddelbart eller kaldt.

Nyt!

Sprø agurksalat

Ingredienser

2 fjerdedeler små agurker, skiver med skallet på

2 løk, i tynne skiver

1 kopp eddik

1 ¼ kopper sukker

1 spiseskje. Salt

Metode

Bland løk, agurk og salt i en bolle og la det trekke i 3 timer. Ta en kjele og tilsett eddik og varm den opp. Tilsett sukker og rør hele tiden til sukkeret er oppløst. Fjern agurken fra den bløtlagte blandingen og tøm av eventuell ekstra væske. Tilsett agurk i eddikblandingen og bland. Legg blandingen i plastfryseposer eller en beholder. Frys det ned. Tin og server kaldt.

Nyt!

Fargerik grønnsaks- og ostesalat

Ingredienser

1/3 kopp rød eller grønn paprika, i terninger

1 kopp selleri, i terninger

1 pakke frosne erter

3 søte agurker, finhakket

6 salater

2/3 kopp majones kopp cheddarost, i terninger

nykvernet pepper

Salt etter smak

Metode

Ta en stor bolle. Bland majones, pepper og salt. Tilsett rød eller grønn paprika, cornichons, selleri og snapserter til blandingen. Bland alle ingrediensene godt sammen. Tilsett ost i blandingen. La det avkjøles i 1 time. Anrett salatbladene på salatfatet og haug blandingen oppå bladene.

Nyt!

kremet agurksalat

Ingredienser

9 kopper agurker, skrellet og i tynne skiver,

8 grønne løk, finhakket

¼ teskje løksalt

¼ ts hvitløkssalt

½ kopp yoghurt

½ kopp lav-fett majones

¼ teskje pepper

2 dråper varm peppersaus

¼ kopp fordampet melk

¼ kopp cider eddik

¼ kopp) sukker

Metode

Ta en stor bolle. Ha agurk, vårløk, løksalt, hvitløkssalt og yoghurt i en bolle og bland godt. Kombiner majones, pepper, peppersaus, melk, eddik, sukker og form en jevn blanding. Fordel dressingen over agurkblandingen. Rør godt i det slik at alle grønnsakene er dekket med dressingen. Avkjøl salaten i 4 timer. Server den kald.

Nyt!

Bacon og brokkoli salat

Ingredienser

1 hode brokkoli, kuttet i små biter

10 skiver bacon

¼ kopp finhakket rødløk

½ kopp rosiner

3 ss hvitvinseddik

1 kopp majones

1 kopp solsikkefrø

2 ss. hvitt sukker

Metode

Ta en stor stekepanne. Stek bacon til det er jevnt brunt. Smuldre og sett den til side. Ha brokkoli, rosiner og løk i en bolle og bland blandingen. Ta en liten bolle og bland sammen majones, eddik og sukker. Overfør til brokkoliblanding og rør. Avkjøl i to timer. Før servering tilsetter du bacon og solsikkefrø.

Nyt!

Maisbrød og grønnsakssalat

Ingredienser

1 kopp maisbrød, smuldret

1 boks hel kjernemais, avrent

½ kopp hakket løk

½ kopp hakket agurk

½ kopp hakket brokkoli

½ kopp hver grønn paprika og søt rød paprika, finhakket

½ kopp tomat med frø, hakket

½ kopp pepperkorn

Ranch salatdressing

Salt og pepper etter smak

Salatblader

Metode

Ta en stor bolle. Tilsett maisbrød og grønnsaker. Rør blandingen. Dryss salatdressingen over blandingen. Tilsett salt og pepper etter eget ønske. Kast den tilbake. Dekk til blandingen og sett den i kjøleskap i minimum 4 timer. Legg salaten på salatbladene og server.

Nyt!

Bønne- og grønnsakssalat

Ingredienser

2 bokser hele kjernemais, avrent

1 boks svarte bønner, skyllet og avrent

8 grønne løk, finhakket

2 jalapenopepper, frøsådd og finhakket

1 grønn paprika, i tynne skiver

1 avokado, skrelt og i terninger

1 krukke paprika

3 tomater, i skiver

1/2 kopp italiensk salatdressing

1/2 ts hvitløkssalt

1 kopp hakket koriander

saft av 1 lime

Metode

Kombiner de svarte bønner og mais i en stor bolle. Tilsett grønn løk, paprika, jalapenopepper, paprika, avokado og tomater og bland blandingen. Tilsett koriander, sitronsaft og italiensk dressing over blandingen. Tilsett hvitløkssalt til krydder. kast det godt Server den kald.

Nyt!

Mais og oliven salat

Ingredienser

1 pakke frossen mais

3 hardkokte egg

½ kopp majones

1/3 kopp pimiento-fylte oliven

2 ss. gressløk, hakket

½ ts chilipulver

¼ ts malt spisskummen

1/8 ts salt

Metode

Kombiner mais, egg i skiver og oliven i en stor bolle. Kombiner majones og andre krydderingredienser i en middels bolle. Tilsett majonesen i maisblandingen. Rør godt slik at alle grønnsakene og maisen er dekket av majonesen. Dekk bollen. Avkjøl den i 2 timer. Serveres kaldt.

Nyt!

mais salat

Ingredienser

6 innmat, avskallet, vasket og drenert

3 store tomater

1 løk, skåret i tynne skiver

¼ kopp hakket basilikum

2 ss. hvit eddik

¼ kopp olivenolje

Salt og pepper etter smak

Metode

Kok innmaten i en kjele med kokende vann, hell av og avkjøl. Skjær kjernene fra kolben. Ta en stor salatskål. Bland mais, basilikum, løk, tomater, eddik, salt og pepper og olje. kast det godt Den serveres kald.

Nyt!

Frisk ungarsk salat

Ingredienser

1 pakke frosne blandede grønnsaker, tint

1 kopp blomkål

1/2 kopp skivet grønn løk

1/2 kopp skivede pimiento-fylte oliven

1/4 kopp rapsolje

3 ss hvit eddik

1/4 ts pepper

1 ts hvitløksalt

Metode

Kombiner frosne grønnsaker, blomkål, løk og oliven i en stor bolle. Bland olje, hvitløkssalt, eddik og pepper. Hell salatdressingen over grønnsaksblandingen. kast det godt Avkjøl i 2 timer før servering. Server den i en fin bolle.

Nyt!

En perfekt blanding av tomat, agurk og løk.

Ingredienser

2 store agurker, halvert og frøsådd

1/3 kopp rødvinseddik

1 spiseskje. hvitt sukker

1 ts salt

3 store hakkede tomater

2/3 kopp grovhakket rødløk

Metode

Bland alle ingrediensene og sett i kjøleskap over natten. Serveres kaldt.

Nyt!

Klassisk agurksalat

Ingredienser

2 store agurker, skrellet og skåret i skiver

1 stor søt løk, i skiver

2 ts salt

¼ kopp hakket gulrot

1/3 kopp eddik

1 ts malt ingefær

5 ts hvitt sukker

¼ ts grov svart pepper

Metode

Bland alle ingrediensene og mariner agurken i kjøleskapet over natten.

Serveres kaldt.

Nyt!

Tomatsalat med kirsebærdryss

Ingredienser

4 kopper halverte cherrytomater

¼ kopp vegetabilsk olje

3 ss cider eddik

1 ts tørr

1 ts tørket basilikum

1 ts tørket oregano

½ ts salt

1 ts hvitt sukker

Metode

Bland alle ingrediensene i en bolle og sett til side slik at tomatene mykner litt. Bland godt og server umiddelbart.

Nyt!

asparges salat

Ingredienser

1 ½ pund asparges, trimmet og kuttet i 2-tommers biter

1 spiseskje. Riseddik

1 ts rødvinseddik

1 ts soyasaus

1 ts hvitt sukker

1 ts dijonsennep

2 ss. Peanøttolje

1 spiseskje. sesamolje

1 spiseskje. sesamfrø

Metode

Ha riseddik, soyasaus, rødvinseddik, sukker og sennep i en dekket krukke og bland godt. Tilsett peanøttolje og sesamolje sakte, mens du visp kontinuerlig til en jevn masse. Sett den til side. Kok aspargesen i kokende vann og hell av. Legg aspargesen i en stor bolle. Dryss salatdressingen over dem. Dryss sesamfrø og bland. Server umiddelbart.

Nyt!

Pasta salat og Black-eyed Peas

Ingredienser

6 unser liten skallpasta kokt og drenert

1 boks svarte erter, skyllet og avrent

1 kopp skivet grønn løk

¾ kopp skrelt og kuttet agurk

¾ kopp tomat i terninger

¾ kopp grønn paprika i terninger

1 liten jalapenopepper, finhakket

For dressingen:

3 ss rapsolje

¼ kopp rødvinseddik

1 ts tørket basilikum

1 ts varm saus

1 ts chilipulver

1 ts sukker

½ ts Krydret salt

Metode

Kombiner pasta, snapserter, grønn løk, agurk, tomat, grønn paprika og jalapenopepper i bollen. Bland dressingen og smak til med salt. Dryss dressingen over grønnsaksblandingen. kast det godt Den serveres kald.

Nyt!

Spinat- og rødbetsalat

Ingredienser

½ pund babyspinat, vasket og tørket

1 kopp valnøtter, grovhakket

2 ½ ss. hvitt sukker

1/3 boks syltede rødbeter

¼ kopp cider eddik

½ ts hvitløkspulver

1 ts kyllingkraftgranulat

4 gram geitost, knust

½ ts sort pepper

½ ts salt

¼ kopp vegetabilsk olje

Metode

Karamelliser valnøttene i en kjele, varm dem sammen med litt sukker over høy varme. Bearbeid rødbetene med cidereddik, hvitløkspulver, buljonggranulat, salt, resterende sukker og pepper i en foodprosessor. Hell i oljen og bland igjen til den er jevn. Kombiner de sukkerbelagte valnøtter og spinat og dryss på dressingen. Dryss over ost og server umiddelbart.

Nyt!

Potetsalat med balsamicoeddik

Ingredienser

10 røde poteter, kokte og i terninger

1 løk, skåret i tynne skiver

1 boks delte artisjokkhjerter

½ kopp stekt og deretter kuttet rød paprika

1 boks svarte oliven

½ kopp balsamicoeddik

1 ts tørket oregano

1 ts tørket basilikum

½ ts sennepspulver

3 ts olivenolje

2 ss. Frisk persille

Metode

Kombiner alle ingrediensene i en bolle og bland godt slik at alle ingrediensene er dekket med eddik. Avkjøl i 2-4 timer. Serveres kaldt.

Nyt!

Marinert tomatsalat

Ingredienser

3 tomater

2 ss. Hakket løk

1 spiseskje. fersk basilikum

1 spiseskje. Frisk persille

½ fedd hvitløk

1/3 kopp olivenolje

1/4 kopp rødvinseddik

1/4 ts pepper

Salt etter smak

Metode

Ta en fin stor tallerken og legg tomatene på toppen. Ta en dekket krukke og tilsett eddik, olivenolje, basilikum, persille, hakket hvitløk og pepper og rist kraftig, slik at alle ingrediensene er godt kombinert. Krydre blandingen med en klype salt eller etter smak. Hell blandingen over tomatene. Dekk godt til og avkjøl over natten eller i minimum 4 timer. Den serveres kald.

Nyt!

Velsmakende brokkolisalat

Ingredienser

1 ½ pund fersk brokkoli, kuttet i buketter

3 fedd hvitløk

2 ss. Sitronsaft

2 ss. Riseddik

½ ts dijonsennep

Rød pepperflak etter smak

1/3 kopp olivenolje

Salt og nykvernet sort pepper etter smak

Metode

Tilsett litt vann i en panne og tilsett litt salt. Kok opp og tilsett bukettene. Kok i ca 5 minutter og renn av. Tilsett hvitløk, eddik, sitronsaft, sennep, olje og røde pepperflak i en liten bolle og bland kraftig. Krydre med salt og pepper. Hell det over brokkolien og bland godt. Oppbevar i romtemperatur i 10 minutter, og avkjøl deretter i 1 time. Server den kald.

Nyt!

Maissalat med italiensk dressing

Ingredienser

1 boks fullkorn mais

1 kopp frisk tomat, finhakket

1 kopp agurk, skrelt og hakket

½ kopp hakket selleri

½ kopp søt grønn eller rød paprika

2 grønne løk

½ kopp italiensk salatdressing

Metode

Ha maisen i en bolle og tilsett grønnsakene en etter en. kast det godt Hell i den italienske salatdressingen på flaske og bland igjen. Dekk til og avkjøl i flere timer. Serveres kaldt.

Nyt!

Salat med asparges og paprika

Ingredienser

1 ½ fersk asparges, skjær av endene og kutt i små biter

2 gule paprika, frøsett og skåret i skiver

¼ kopp skivede ristede mandler

1 rødløk

3 ss dijonsennep ¼ kopp olivenolje ½ kopp parmesanost 3 fedd hvitløk, hakket

2 ts limejuice 2 ts. Sukker 1 ts. varm saus salat krydderblanding etter smak

Metode

Ta en bakeplate og legg asparges og paprika i et enkelt lag. Dryss olivenolje over grønnsakene. Sett 400 grader F eller 200 grader C og forvarm ovnen. Legg på stekeplaten og stek den i 8-10 minutter. Snu grønnsakene fra tid til annen. Avkjøl og overfør grønnsakene til en stor bolle. Tilsett ost, løk, ristede mandler. Visp sammen resten av olivenoljen, tørr sennep, sukker, varm saus, sitronsaft og salatkrydder. Dryss over grønnsakene og rør. Server umiddelbart.

Nyt!

Tomat- og basilikumsalat

Ingredienser

3 kopper kokt ris

1 agurk, med frø og terninger

1 rødløk

2 tomater

2 ss. Oliven olje

2 ss. cider eddik

1 ts fersk basilikum

¼ teskje pepper

½ ts salt

Metode

Ta en stor bolle og plasser ris, agurk, løk, tomater og bland. Kombiner olivenolje, cidereddik, basilikum i en dekket krukke og bland kraftig. Tilsett salt og pepper etter smak. Dryss over risblandingen og bland godt. Avkjøl i flere timer før servering.

Nyt!

fargerik hagesalat

Ingredienser

5 ss rødvinseddik

3 ss druekjerneolje

1/3 kopp hakket fersk koriander

2 sitroner

1 ts Hvitt sukker 2 hakkede hvitløksfedd

1 pakke frosne grønne soyabønner med skall

1 boks svarte bønner

3 kopper frosne maiskjerner

1 halvliter cherrytomater i kvarte

4 tynne skiver grønne løk

¾ teskje salt

Metode

Visp eddik, olje, sitronsaft, koriander, hvitløk, sukker og salt i en dekket krukke eller stor bolle for å danne en jevn blanding. Sett den til side. Kok soyabønner til de er veldig møre. Kok maisen i 1 minutt. Tøm soyabønner og mais fra vannet og ha over i en stor bolle. Tilsett dressingen. Rør det forsiktig. Tilsett tomater, løk i blandingen og rør. Dekk til blandingen. Avkjøl 2 til 4 timer. Serveres kaldt.

Nyt!

Soppsalat

Ingredienser

1 pund fersk sopp

1 løk, i tynne skiver og delt i ringer

finhakket søt rød paprika, håndfull

2/3 kopp estragoneddik

½ kopp rapsolje

1 spiseskje. Sukker

1 finhakket hvitløksfedd

En dæsj varm peppersaus

1 ½ ts. Salt

2 ss. Vann

Metode

Tilsett alle grønnsakene og resten av ingrediensene i en stor bolle, bortsett fra rød paprika, sopp og løk. Bland dem godt. Tilsett sopp og løk i blandingen og bland forsiktig til alle ingrediensene er jevnt blandet. Dekk bollen og sett i kjøleskap over natten eller 8 timer. Dryss rød paprika over salaten før servering.

Nyt!

Quinoa, mynte og tomatsalat

Ingredienser

1 ¼ kopper quinoa 1/3 kopp rosiner 2 tomater 1 løk, finhakket

10 reddiker ½ agurk, 1/2, i terninger

2 ss. Lett ristede skiver mandler

¼ kopp hakket fersk mynte

2 ss. finhakket fersk persille

1 ts Malt spisskummen ¼ kopp limejuice 2 ss. Sesamolje 2 ½ kopper vann

Salt etter smak

Metode

Ta en kjele og tilsett vann og en klype salt. Kok opp og tilsett quinoa og rosiner. Dekk til og la det småkoke i 12-15 minutter. Fjern fra varmen og la avkjøles. Tøm quinoaen og ha over i en bolle. I en middels bolle kombinerer du løk, reddik, agurk, mandler og tomater. Rør det forsiktig. Tilsett quinoaen. Smak til med krydder, olje og urter. Tilsett salt etter smak. Avkjøl i 2 timer. Serveres kaldt.

Nyt!

Surkålsalatoppskrift

Ingredienser

1 boks surkål vasket og rennet godt av

1 kopp revne gulrøtter

1 kopp finhakket grønn paprika

1 krukke paprika i terninger og avrent

1 kopp selleri finhakket

1 kopp finhakket løk

¾ kopp sukker

½ kopp rapsolje

Metode

Kombiner alle ingrediensene i en stor bolle og bland godt. Dekk bollen med lokk og sett i kjøleskap over natten eller i 8 timer. Serveres kaldt.

Nyt!

Rask agurksalat

Ingredienser

4 tomater, kuttet i 8 skiver

2 store agurker godt skrellet og i tynne skiver

¼ kopp hakket fersk koriander

1 stor rødløk, i tynne skiver

1 fersk lime, presset

Salt etter smak

Metode

Legg skivede agurker, tomater, rødløk og koriander i en stor bolle og bland godt. Tilsett limejuice i blandingen og bland forsiktig slik at alle grønnsakene er dekket med limejuice. Krydre blandingen med salt. Server umiddelbart eller kan serveres etter kjøling.

Nyt!

Tomatskiver med kremet dressing

Ingredienser

1 kopp majones

½ kopp halv og halv krem

6 tomater, i skiver

1 rødløk finskåret i ringer

¾ teskje tørket basilikum

noen salatblader

Metode

Kombiner majonesen og halv og halv fløte og bland godt. Tilsett halvparten av basilikumen. Dekk til blandingen og avkjøl. Ta en tallerken og dekk den med salatbladene. Ordne tomatskivene og løkringene. Drypp den avkjølte dressingen over salaten. Dryss over og deretter resten av basilikumene. Server umiddelbart.

Nyt!

Rødbetesalat

Ingredienser

4 bunter ferske rødbeter, strippet for stilkene

2 hoder av belgisk endive

2 ss. Oliven olje

1 pund vårsalatblanding

1 spiseskje. Sitronsaft

2 ss. Hvitvinseddik

1 spiseskje. Kjære

2 ss. Dijon sennep

1 ts tørket timian

½ kopp vegetabilsk olje

1 kopp smuldret fetaost

salt og pepper etter smak

Metode

Dekk rødbetene lett med vegetabilsk olje. Stek i ca. 45 minutter i forvarmet ovn, ved 450 grader F eller 230 grader C. Skrell rødbeter og kutt i små terninger. Kombiner sitronsaft, sennep, honning, eddik og timian i en blender og bearbeid. Tilsett olivenolje gradvis mens blenderen går. Tilsett salt og pepper etter smak. I en salatskål legger du vårsalaten, nok av dressingen og blander godt. Legg endivene på en tallerken. Stable den grønne salaten. Topp den med rødbeter i terninger og fetaost.

Nyt!

Kylling og spinatsalat

Ingredienser

5 kopper tilberedt og kuttet kylling

2 kopper grønne druer, kuttet i to

1 kopp snøerter

2 kopper pakket revet spinat

2 ½ kopper tynne skiver selleri

7 Oz. kokt spiralpasta eller albuemakaroni

1 krukke Marinerte artisjokkhjerter

½ agurk

3 grønne løk, skiver med toppene

store spinatblader, valgfritt

appelsinskiver, valgfritt

For dressingen:

½ kopp rapsolje

¼ kopp) sukker

2 ss. Hvitvinseddik

1 ts salt

½ ts hakket tørket løk

1 ts sitronsaft

2 ss. hakket fersk persille

Metode

Kombiner kylling, erter, spinat, druer, selleri, artisjokkhjerter, agurk, grønn løk og kokt pasta i en stor bolle og bland. Dekk til og avkjøl i noen timer. Kombiner de andre resterende ingrediensene i en egen bolle og avkjøl i en dekket beholder. Forbered dressingen rett før servering av salaten ved å kombinere alle ingrediensene og røre godt. Bland komponentene og bland godt og server umiddelbart.

Nyt!

Tysk agurksalat

Ingredienser

2 store tyske agurker, i tynne skiver

½ løk i skiver

1 ts salt

½ kopp rømme

2 ss. hvitt sukker

2 ss. hvit eddik

1 ts tørket dill

1 ts tørket persille

1 ts Paprikametode

Anrett agurker og løkringer på en tallerken. Krydre grønnsakene med salt og sett dem til side i minst 30 minutter. Klem overflødig juice fra agurker etter marinering. Bland rømme, eddik, dill, persille og syltet sukker, dill og persille i en bolle. Dekk skiver av agurk og løk med denne dressingen. Avkjøl over natten eller minst 8 timer. Rett før servering drysser du paprika over salaten.

Nyt!

Fargerik sitrussalat med unik dressing

Ingredienser

1 boks mandarin appelsiner ¼ kopp finhakket fersk persille

Bladsalat, valgfritt

½ skrelt og delt grapefrukt

½ liten agurk

1 liten tomat i skiver

½ liten rødløk

½ ts brunt sukker

3 ss fransk eller italiensk salatdressing

1 ts sitronsaft

1 klype tørket estragon

1 ts tørket basilikum

¼ teskje pepper

Metode

Legg appelsinene i en liten bolle etter å ha tømt saften og sett til side. Reserver juicen. Ta en liten bolle og tilsett persille, basilikum, estragon, salatdressing, sitronsaft, appelsinjuice, brunt sukker og pepper. Pisk blandingen til den er jevn. Anrett salatbladene på en tallerken. Ordne fruktene en etter en. Drypp dressingen over fruktene og server.

Nyt!

Potet-, gulrot- og betesalat

Ingredienser

2 rødbeter, kokte og i skiver

4 små poteter, kokte og i terninger

2 små gulrøtter, kokte og i skiver

3 grønne løk, hakket

3 små agurker, i terninger

¼ kopp vegetabilsk olje

2 ss. champagne eddik

Salt etter smak

Metode

Kombiner alle ingrediensene og bland godt for å blande smakene. Sett i kjøleskap noen timer og server kaldt.

Nyt!

www.ingramcontent.com/pod-product-compliance
Lightning Source LLC
Chambersburg PA
CBHW071428080526
44587CB00014B/1773